Dieta chetogenica
Imparare a cucinare la dieta chetogenica
(Perdi Peso e Sentiti in Forma)

Gianna Colombo

I0423613

raccomanda ai lettori di ricorrere all'aiuto di esperti in caso di necessità.

INDICE

Capitolo 1 - Perdita di peso

Se state cercando un modo più sano di mangiare che aiuterà il vostro corpo a guarire dai danni provocati da anni di tonnellate di zucchero e carboidrati, la dieta chetogenica potrebbe fare al caso vostro. Non vi è alcuna necessità di sacrificare il palato per un buono stato di salute!

Straordinaria Frittata uova e formaggio

Questa è la migliore ricetta in circolazione. Vai! Fidati di me.

Ingredienti:

- 2-3 cucchiai panna da cucina
- 1-2 cucchiaini di burro fuso
- 2-3 cucchiai parmigiano grattugiato
- 2 uova

Procedimento:

1. Preparate tutti gli ingredienti.
2. Riscaldate il forno a 190 °C.

3. Foderate una piccola teglia usando burro fuso.
4. Procediamo con il passaggio più importante.
5. Con l'aiuto di una frusta, sbattete insieme le uova e la panna da cucina in una piccola ciotola.
6. Aggiungete il parmigiano, sale e pepe q.b.
7. Cuocete per circa 12 minuti.

Casseruola di cavolini di Bruxelles e salsicce

Questa è una ricetta molto rara. Mi ricordo ancora l'incredibile aroma di questo piatto che riempiva la mia camera. Non ci sono parole per descrivere questa ricetta.

Ingredienti:

- 3/4 a 1 tazza formaggio spalmabile
- 2 tazze cavolini di Bruxelles
- Strutto o burro chiarificato
- 2 o 3 spicchi d'aglio, tritato
- 2 o 3 pezzi salsicce italiane a fette

- 1/2 tazza formaggio Cheddar, diviso
- Da 8 a 9 uova
- Salate e pepate a piacere.

Cosa dovete fare:

1. Preparate tutti gli ingredienti.
2. Foderate la pentola a lenta cottura con burro chiarificato o con strutto.
3. In una ciotola, mescolate l'aglio, le uova, il formaggio spalmabile aggiungendo sale e pepe q.b.
4. Amalgamate bene. Questo composto sarà versato sopra gli altri ingredienti,

prima di mettere la pentola sul fuoco.

5. Procediamo con il passaggio più importante.

6. Nella pentola mettete la metà dei cavolini di Bruxelles in un strato, poi aggiungete la metà delle salsicce e sopra la metà del formaggio. Ripetere la stratificazione con i cavolini, le salsicce e il formaggio. Aggiungete il composto.

7. Tutto questo si dovrebbe fare prima di mettere la pentola sul fuoco.

8. Cuocere a fiamma bassa per 4 o 5 ore o a fiamma media da 2 a 3 ore e mezzo.

9. Servitela calda.

Porzioni: 5 o 6

Tempo totale: 3 o 4 ore

Polpette che ti fanno impazzire

Meravigliatevi di questa ricetta eccellente e fantastica ,una delizia per il palato e per la pancia. Avete indovinato, la vostra attesa è finita.

Ingredienti:

- 1/2 tazza farina di mandorle
- 1 o 2 cucchiai strutto o burro chiarificato
- un uovo grande
- da uno a tre chorizo spagnolo
- 1/2 cucchiaino di sale
- 2 spicchi d'aglio
- Una-due cucchiaini pepe cayenne

- Una-due cucchiaini cumino macinato
- 1 a 2 cipolla bianca, grandezza piccola
- 1 o 2 cucchiaini paprika
- 420 grammi carne macinata di maiale con circa 20% di grassi

Procedimento:

1. Preparate tutti gli ingredienti.
2. Prendete il chorizo e tagliatelo a dadini.
3. Sbucciate e tagliate a dadini la cipolla e l'aglio.
4. Una volta unta la padella con burro chiarificato, rosolate la cipolla, l'aglio e chorizo per circa 6 minuti.

5. Quando il chorizo, la cipolla e l'aglio saranno croccanti, spegnete il fuoco e metteteli su un piatto qualsiasi.
6. Procediamo con il passaggio più importante.
7. Preparate tutti gli altri ingredienti rimasti. Mescolate il sale,la farina di mandorle, il pepe, il cumino in polvere la carne macinata e l'uovo. Mescolate bene.
8. Unite gli ingredienti croccanti nella ciotola.
9. Dopo aver mescolato con cura gli ingredienti, fate delle polpette di grandezza piccola/media.

10. Riscaldate la stessa padella di prima a fiamma media-alta. Cucinate le polpette per circa due minuti.
11. Girate quando si sono rosolate. Ridurre a fuoco medio e continuate la cottura per altri cinque-dieci minuti.
12. Mangiate tutto.

Salmone spezziato con spaghetti di zucchine

Ingredienti:

- Due spicchi d'aglio, tritato
- Due cipollotti, tagliati
- da 5 a 7 cucchiai salsa di soia
- 1 tazza (circa 240ml) brodo di pollo senza sale
- Tre filetti di salmone, circa 200gr / pezzo
- un pezzo di zenzero di circa 2,5 cm, finemente tritato
- Una manciata di coriandolo fresco, tagliato un po grande
- Circa 4-5 cucchiai di aceto di vino bianco

- Cinque zucchine grandi tagliate a julienne oppure utilizzando l'apposito affetta verdure per tagliarle a forma di noodles.

Procedimento:

1. Preparare tutti gli ingredienti sulla superficie di lavoro.
2. Utilizzate il temperino per le zucchine o in alternativa potete affettarle sottilissime e poi tagliarle a listarelle.
3. Mescolate in una ciotola media l'aglio, salsa di soia, zenzero, il brodo vegetale (può

essere anche di pollo),
i cipollotti e l'aceto.

4. Ora procediamo con il passaggio più importante.

5. Utilizzate le forbici o un coltello per tagliare il salmone a strisce di circa 2,5 cm e mettetelo nella ciotola. Girate le strisce per essere sicuri che sono coperte con il composto e lasciate marinare per 32 minuti.

6. Riscaldate una padella larga a fiamma media e scottate il salmone

per 6 minuti su ogni lato. Aggiungete la salsa marinata nella padella ,portate ad ebollizione dopodiché ritirate la padella dal fuoco.

7. Cosa resta da fare? mangiare!

8. Dividete i spaghetti in 6 piatti o in 6 ciotole, posizionate il salmone e poi versate la salsa sopra. Aggiungete prezzemolo e servite subito.

Tempo di preparazione: 20 minuti

Tempo di cottura: 8 minuti

Marinatura: 30 minuti (opzionale)

Porzioni: 5 o 6

Torta fantasia in tazza

Ingredienti:

- 1/2 o 1 cucchiaio di burro senza sale
- Tre uova grandi
- 1/4 cucchiaino noce moscata
- 1/4 cucchiaino sale
- 5 gocce di liquido di stevia
- 1/4 tazza di burro di arachidi
- 1 cucchiaino di cannella
- 1/2 fino a 1 cucchiaino vaniglia
- 1/4 tazza farina di mandorle
- 1/4 tazza mandorle tostate
- 1/4 tazza di panna
- Una o due cucchiai di eritritolo

- 1 o 2 cucchiai olio di cocco

Procedimento:

1. Preparate tutti gli ingredienti.
2. Mescolate la farina di mandorle con eritritolo, noce moscata ed il sale.
3. In una ciotola separata frullate tutti gli ingredienti liquidi e dopo incorporateli al composto asciutto per ottenere l'impasto. Aggiungete le mandorle tostate e versate l'impasto in 6 tazze piccole.
4. Adesso segue la cottura.

5. Iniziate la cottura in forno microonde per 32 minuti e in seguito lasciateli riposare in forno per qualche minuto.

6. Servite come spuntini serali.

Tempo complessivo: 30 minuti

Porzioni: da 5 a 7

Insalata misteriosa

Ingredienti:

- 6 uova bio, grandi
- 3-4 cucchiai aceto di mele
- Mezzo sedano rapa
- Un gambo grande di sedano, tagliato a fette
- 1 rapa media
- 1-2 cucchiaini di Senape Dijon
- 1-2 cucchiaini semi di sedano
- 4 cetrioli sottoaceto
- 1-2 cucchiaini di pepe in grani
- Due foglie di alloro
- Sale e pepe
- 3/4 a 1 tazza di maionese

- 2-3 cucchiai di prezzemolo fresco tagliato, o erba cipollina
- Una rapa svedese media (oppure ravanelli)
- 1 piccola cipolla bianca

Procedimento:

1. Preparate tutti gli ingredienti.
2. Bollite le uova in una pentola di acqua con un pizzico di sale per circa 12 minuti. Toglieteli e metteteli in una ciotola con acqua fredda.
3. Sbucciate e tagliate a dadini la rapa svedese(o ravanelli), il sedano e la rapa. E meglio tagliare

tutto in piccoli pezzi per cucinare velocemente. Mettete i pezzettini in una pentola piena d'acqua.

4. Aggiungete un cucchiaio di aceto, le foglie di alloro, i grani di pepe e il sale. A fiamma alta, portate tutto a bollore.

5. Procediamo con il passaggio più importante.

6. Al raggiungimento della bolla, abbassare la fiamma e lasciate ancora per 15 minuti sul fuoco, finché la rapa svedese (o i ravanelli) diventa tenera.

7. Scolate l'acqua e rimuovete le spezie. Una volta che gli ingredienti si saranno raffreddati,metteteli in una ciotola.
8. Sbucciate e tritate le cipolle. Tagliate a dadini i sottaceti.
9. Uniteli nella ciotola.
10. Sbucciate e tagliate a dadini le uova sode aggiungendole nella ciotola. Mescolate tutto bene.
11. Adesso guarnite.
12. Aggiungete sale e pepe a piacere.

Ricetta mega torta salata con bacon ed avocado

Mi ricordo quando imparai questa ricetta. Allora avevo solo 14 anni. La mia mamma la preparava sempre per me. Mi ha insegnato tutti i segreti di questa ricetta.

Ingredienti:

- 1/4 tazza (40g.) di farina di mandorle
- 1 avocado medio
- 3 fette di pancetta di maiale affumicata (croccanti e sbriciolate)
- Uno o due cipollotti medi

- 2 cucchiai (30 ml/30g.) di succo di limone
- 1-2 cucchiaini (5-10g.)di coriandolo essiccato
- 1-2 cucchiaini (5-10g.) di buccia di psillio in polvere
- 1/4 cucchiaino (1 pizzico) di peperoncino tritato
- 60-90g. di formaggio Colby Jack
- 1 tazza (240ml/240g.) di latte di cocco
- Tre uova
- 1/4 tazza (20g.) di farina di lino
- 2 cucchiai (30g.) di burro

- 1/2 cucchiaino (3g.) di aglio tritato
- 1/2 - 1 cucchiaino (3-5g.) di erba cipollina essiccata
- Sale e pepe
- 1/2 cucchiaino (3g.) di lievito in polvere

Procedimento:

1. Riunite insieme tutti gli ingredienti.
2. Sbattete le uova e poi mescolate la farina di mandorle, la buccia di psillio in polvere, la farina di semi di lino, il latte di cocco e il succo di limone. Tenete questa miscela da parte.

3. Adesso possiamo procedere alla fase successiva, la più importante.
4. Iniziate a cuocere la pancetta affumicata con il burro per un minuto con l'avocado a cubetti. Mescolate insieme al composto di uova per preparare l'impasto della torta.
5. Ora versate l'impasto in 8 piccole tazze fate cuocere in forno microonde per 30-32 minuti. Assicuratevi che la torta sia ben cotta e la parte superiore di colore marrone dorato.

Tempo complessivo: 30-35 minuti

Porzioni: 7-9

Deliziosa combinazione di pancake alla zucca

Questa ricetta è talmente fantastica che il suo meraviglioso odore riempie tutta la stanza non appena si scopre il piatto. Ho imparato questa ricetta dal mio vicino di casa e l'ho un po' modificata.

Ingredienti

- 1-2 cucchiai(6-11g.) di spezie per torta di zucca(pumpkin spice)
- 1/4 tazza(60g.) di purea di zucca

- 1 tazza (96g.) di farina di mandorle
- 1 pizzico di sale
- 2-3 cucchiai (30-40g.) di burro
- 1/4 tazza(60g./60ml) di panna acida
- 1-2 cucchiaini (3-7g.) di lievito in polvere

Procedimento:

1. Riunite insieme tutti gli ingredienti.
2. Iniziate mescolando la purea di zucca con la panna acida e il burro, poi Adesso in una ciotola separata mescolare la farina, il

sale, le spezie e il lievito in polvere.

3. Adesso possiamo procedere alla fase successiva, la più importante.

4. Unite lentamente la miscela secca a quella umida e poi fare una pastella liscia.

5. Scaldate una padella di ferro unta con il burro.

6. Versate 1/3 di tazza di pastella nella padella e poi stendetela un po' per darle la forma di un pancake.

7. Non appena i pancake bolle iniziano a formare delle bolle in cima, girateli e cuoceteli dall'altro lato.

8. Cuocete due o tre pancake alla volta.

9. Serviteli caldi.

Tempo complessivo: 12 min

Porzioni: da 7 a 9

Gustosa combinazione di tagliatelle

Ingredienti:

- 1 piccolo mazzo di prezzemolo
- 4 zucchine medie, affettate con il taglia verdure spiralizer
- 1/2 -1 cucchiaino (2.5-5g.) di sale rosa dell'Himalaya
- Carne di manzo, tritata
- 1/4 a 1/2 di tazza (60g.) di pesto rosso
- 1-2 cucchiai (15-30g.) di burro chiarificato ghee o anche burro, aromatizzato con aglio con erbette per esaltare il sapore.

Procedimento:

1. Riunite insieme tutti gli ingredienti.
2. Ora preparate qualsiasi casseruola da ungere con il burro chiarificato ghee.
3. Dopo aver unto la casseruola metteteci la carne e cucinate per circa sette minuti. Assicuratevi che le parti intere siano rosolate.
4. Ora dovreste aggiungere il prezzemolo e il pesto rosso. Quindi tenete la fiamma a minimo.

5. Una volta fatto, trasferite nella vostra ciotola preferita.

6. Adesso possiamo procedere alla fase successiva, la più importante.

7. Tagliate le zucchine a spirale come se fossero delle tagliatelle utilizzando uno spiralizer.

8. Per circa sei minuti, usando il burro chiarificato rimasto o anche il burro amalgamate le tagliatelle all'interno della padella.

9. Una volta fatto, spegnete il fuoco, unite la carne e godetevi una sana cena!

DELIZIOSO HALIBUT & SALSA ECCELLENTE

Non ci sono parole per esprimere questa ricetta. Provate voi stessi.

Ingredienti

- 3 - 4 cucchiai (12-15g.) di prezzemolo fresco tritato
- 4-5 cucchiai (60-75ml/60-75g.) di olio di extravergine di oliva
- 3 cucchiai (10g.) di basilico fresco triturato
- 5-6 cucchiai (70-80ml/70-80g.) di succo di limone

- Un peperone rosso medio, tagliato ad anelli
- 3 cucchiai (10g.) di erba cipollina fresca tagliata a fette
- 1kg di filetto di halibut, in porzioni da 4
- sale e pepe nero macinato qb

Procedimento

1. Riunite insieme tutti gli ingredienti.
2. Preriscaldate il grill.
3. Mettete il succo di limone, quattro cucchiai di olio

d'oliva, il basilico, e il prezzemolo nel frullatore con la lama tagliente inserita. Avviare fino a quando non diventa una purea.

4. Condire con sale e pepe per dare sapore.

5. Adesso possiamo procedere alla fase successiva, la più importante.

6. Spennellate i filetti di halibut con i restanti 1 o 2 cucchiai di olio, e conditeli in modo uniforme con sale e pepe.

7.	Cuocete il bordo a
	fuoco vivo per circa
	cinque minuti, o
	semplicemente finché
	non diventa opaco.
8.	Spegnete e mettete
	nei piatti da portata.
9.	Cospargete l'erba
	cipollina sul pesce, il
	cucchiaio di salsa e i
	peperoni tagliati a
	rondelle e poi servite.

	Quantità:	Quattro o
	cinque porzioni

Magnifici waffle stile pizza

Questa è una delle cose migliori che si possa desiderare. E' la ricetta più delicata e decisa che abbia mai conosciuto.

Ingredienti:

- 1-2 cucchiaini (4-7g.) di condimento italiano
- Sale e pepe q.b.
- 4 uova grandi
- 4-5 cucchiai (20-25g.) di parmigiano reggiano
- 1-2 cucchiaini (5-10g.) di lievito

- 1-2 cucchiai (7-14g.)di polvere di buccia di psyllium
- 3-4 cucchiai (18-24g.) di farina di mandorle
- 85-115g. di formaggio cheddar
- 1/2 tazza (120ml/120g.) di salsa di pomodoro
- 1-2 cucchiai di burro o grasso di pancetta (15-30g.) 12 fette di salame piccante (se si sta puntando per una pizza classica)

Procedimento:

1. Riunite insieme tutti gli ingredienti

2. Ora dovreste aggiungere tutto tranne la salsa, i formaggi e il condimento in un frullatore ad immersione e frullare tutto insieme fino a diventare denso e senza grumi.

3. Scaldare la piastra per cialde e aggiungere metà del vostro impasto.

4. In molti ferri da cialda appare una lucina che vi dirà quando è pronta, ma se

no osservate il vapore proveniente dal ferro scomparire per sapere se è caldo.

5. Ora ripetere il passaggio 3 con il resto dell'impasto.

6. Ora possiamo procedere con il seguente passaggio, il più importante.

7. Aggiungete metà salsa di pomodoro (1/4 di tazza=30g/30ml) e metà formaggio per ogni pizza waffle.

8. Adesso arriva la parte del condimento e della guarnizione.

9. Dovrete aggiungere il salame, o anche qualsiasi altro condimento per le pizze.

10. Cuocete per pochi minuti o giù di lì fino a quando il formaggio inizia a bollire e a diventare croccante.

11. Per il cheddar, la cottura alla griglia in genere dura circa sei

minuti, ma questo tempo
varia con un altro
formaggio quindi tenetelo
d'occhio.

Porzioni: due-tre cialde.

Porridge chetogenico alle uova

Ingredienti:

- 2-3 bustine di NuStevia o anche il vostro dolcificante preferito.

- 2 -3 uova da allevamento.

- 2-3 cucchiai (30-45g.) di burro biologico.

- Cannella biologica in polvere qb.

- 1/3 di tazza (60ml/60g.) di panna fresca biologica senza additivi alimentari.

Procedimento

1. Riunite insieme tutti gli ingredienti.
2. In una piccola ciotola, aggiungete le uova, la crema e il dolcificante e mescolate.
3. Sciogliete il burro in una casseruola media a fuoco medio-alto.
4. Una volta che il burro si è sciolto, abbassate la fiamma a minimo.
5. Ora possiamo procedere con il passaggio più importante.

6. Unite il composto di uovo e panna.

7. Cuocete e mescolate tutto il tempo fino in fondo, fino a quando il composto non si addensa e inizia a cagliare.

8. Adesso rimane da fare una cosa.

9. Quando vedrete che inizia a cagliare, per favore, togliete immediatamente la casseruola dal fuoco.

10.   Ora versate il porridge in un piatto da portata.

11.   Cospargete un sacco
di cannella e servite
immediatamente.

Apple Martini Mistico

Per questa ricetta occorre un approccio diverso…

Ingredienti

- 1-2 tazze di cocco tritato
- da 60 a 80 g di burro
- 3/4-1 cucchiaio di burro di mandorle
- 1/4-1 tazza di crema di cocco
- da 30 a 60 g di cioccolato fondente a pezzi
- da 1/2 a 1 cucchiaino di estratto di mandorle
- 2-2 cucchiai e 1/2 di Stevia in polvere
- da 1 a 2 tazze di fiocchi di cocco non dolcificati

Preparazione

1. Iniziamo con qualcosa di semplice. Radunate tutti gli ingredienti in un posto...Suggerisco la cucina.
2. Si prega di coprire il vassoio di cottura con un foglio di carta da forno e mettete da una parte.
3. Ok, questa è la fase principale.
4. Mettete il burro di mandorle, il burro e il cioccolato in una padella a fuoco basso.
5. Mescolate fino a sciogliere il tutto e amalgamate bene.
6. Aggiungete l'estratto di mandorle, la Stevia in polvere e la crema di cocco.
7. Mescolate il cocco tritato e quello a fiocchi nella

padella, poi toglietela dal fuoco.

8. Rimane una cosa da fare ora.

9. Usate un cucchiaio per far colare il composto dalla padella alla carta da forno, formando dei bocconcini.

10. Mettete la teglia da forno in freezer e congelate per almeno 3 ore o finché non si indurisce. Toglietela poi dal freezer.

11. Annusate il profumo e servite.

Il mistero è svelato.

Porzioni: da 10 a 12 pezzi

Speciale Mistico agli Asparagi con Costolette Impanate

Il mistero è svelato!!

Ingredienti

- ½ -1 cucchiaio e ½ di lardo
- 1-2 grossi mazzi di asparagi
- Sale rosa dell'Himalaya
- 1/2-1 costolette di maiale medie
- 3/4-1 cucchiaio di ghi
- Sale
- Succo di limone fresco

Preparazione

1 Iniziamo con qualcosa di semplice. Radunate tutti gli ingredienti in un posto... Magari la cucina.

2 Preparate gli asparagi, impanateli con il ghi, versate il succo di limone e un po' di sale.

3 Ci siamo quasi; rimane una cosa da fare ora.

4 Impanate le costolette di maiale, usando il sale rosa misto con il lardo o magari il ghi.

5 Godetevi la vostra cena con pochi carboidrati. Potete anche aggiungere 30 g di noci di macadamia o mandorle.

6 Annusate il profumo e servite.

Ecco a voi!!

Succo di Frutta Leggendario

Fatevi da parte, è arrivata una leggenda.

Ingredienti

- da ½ a 1 carota media
- da ½ a 1 mela media, con la buccia
- 30 g di cavolo crudo
- 1-2 gambi medi di sedano
- ½ -1 pera media
- da ½ a 1 Cetriolo

Istruzioni

1 Iniziamo con qualcosa di semplice. Radunate tutti gli ingredienti in un posto... Suggerisco la cucina.
2 Ora spremeteli utilizzando un estrattore mescolate per bene.

3 Potete servire fresco.
4 Infine, godetevi il risultato!!

Rinfrescatevi…

Ottima Combo di Frittata

Vi presento una ricetta deliziosa!!

Ingredienti

- 1 cucchiaio e ¾ -2 cucchiai e ½ di prezzemolo tritato (per la decorazione)
- 2 grosse zucchine grattuggiate
- ¼ -1 cucchiaino di aglio in polvere
- Pepe nero appena tritato, a gusto
- ½ -1 tazza di burro fuso
- Sale, a piacere
- ¼ -1 cucchiaino di pepe della Giamaica
- 90-110 gr di formaggio feta sbriciolato

- 350-400 gr di peperoni verdi a fette
- ¼ -1 cucchiaino di zenzero in polvere
- ½ -1 cucchiaino di fiocchi di peperoncino rosso
- da 7 a 9 uova
- ¼ -1 tazza di cipolla verde a fette

Preparazione

1 Iniziamo con qualcosa di semplice. Radunate tutti gli ingredienti in un posto... Io suggerirei la cucina.
2 Rivestite la vostra slow cooker con dello spray da cottura, rendendola pronta all'uso.
3 Ora possiamo passare alla fase successiva e più importante.
4 Cuocete le zucchine con burro fuso in padella e assicuratevi

che esse diventino di un bel color marroncino chiaro.

5 Versate il contenuto in una ciotola medio-larga.

6 Mettete le fette di peperone sul fondo della vostra pentola a cottura lenta, poi create uno strato con le fette di cipolla.

7 Mettete le uova in una piccola ciotola, con le zucchine cotte, poi aggiungete l'aglio in polvere, il pepe nero tritato, i fiocchi di peperoncino, il pepe della Giamaica, lo zenzero e il sale.

8 Ora versate questo composto nella pentola e usate una forchetta per mescolare.

9 Assicuratevi che la mistura di uova sia ben distribuita e che copra per bene le verdure.

10 Mettete il coperchio e impostate la slow cooker a temperatura bassa o media.
11 Rimane una cosa da fare ora.
12 Cuocete per 3 ore e fate a fette.
13 Date un tocco finale al piatto usando il prezzemolo.
14 Infine, godetevi il risultato!!

Tempo totale: 2 ½ -3 ore

Porzioni: da 5 a 8

Semplice ma gustosa!!

Informazioni Nutrizionali

Proteine: 15.22g

Grassi: 13.15g

Carboidrati: 9.43g Netti

Ciambelle Fantastiche

È ora di ciambelle!!

Cosa vi serve:

- 120-145 ml di latte
- da 1 a 2 tuorli d'uova
- da 1 a 2 cucchiaini di essenza di vaniglia
- 300-320 g di farina
- 45-50 g di burro
- 22-28 g di zucchero
- 10-12 g di lievito
- da 3/4 a 1 buccia di limone

Istruzioni

1 Iniziamo con qualcosa di semplice. Radunate tutti gli ingredienti nello stesso posto...Suggerisco la cucina.

2 Sciogliere il lievito in latte tiepido, quindi aggiungere 120 grammi di farina e mescolate.

3 Ora possiamo passare alla fase successiva, quella più importante.

4 Coprite la ciotola con della pellicola trasparente e lasciate lievitare per 30 minuti.

5 Ora mettete l'impasto in una grossa ciotola, aggiungete circa 140 grammi di farina e la buccia di limone.

6 Iniziate a lavorare l'impasto incorporando lentamente la farina. Rompete i tuorli con lo zucchero, poi aggiungete il burro sciolto e l'essenza di vaniglia calda.

7 Ora dovreste aggiungere il composto di uova alla pastella, continuare a mescolare fino ad ottenere un composto

uniforme e soffice, aggiungendo altri 50 grammi di farina se l'impasto è appiccicoso.

8 Mettete la pasta in una ciotola medio-grande per due ore, coprendola con della pellicola.

9 Preparare la crema mescolando i tuorli con lo zucchero; aggiungete la farina e mescolate.

10 Aggiungete il latte poco a poco e un cucchiaio di estratto di vaniglia, poi mettete il composto sul fornello.

11 Cuocete la crema a fuoco medio-basso, mescolando di continuo.

12 Fate cuocere finché la crema non si addensa.

13 Prendete la pasta e fatela rotolare su una superficie infarinata, usando un

mattarello, poi create un sottile foglio di pasta, dello spessore di 4 mm, prendete un tagliapasta del diametro di 8cm e create dei piccoli cerchi di pasta.

14 Versate un cucchiaino di crema del mezzo di ogni cerchio.

15 Ora coprite con un cerchio di pasta e fate delicatamente pressione sui bordi.

16 Sigillate il taglio con un taglia-ciambelle da 6 cm.

17 Ci siamo quasi; rimane solo una cosa da fare ora.

18 Mettete le ciambelle su una pirofila e lasciate lievitare per 30 minuti.

19 Scaldate l'olio nella vostra padella per friggere e, una volta caldo, friggete le ciambelle un po' alla volta.

20 Friggetele su entrambi i lati, poi toglietele quando saranno di un bel color dorato.

21 Mettetele su un pezzo di carta assorbente quando sono pronte, poi cospargetele di zucchero a velo e servite.

22 Infine, godetevi il risultato!!

Bistecca Leggendaria

Qualcosa di speciale!!

Cosa vi serve:

- da 1 a 2 cucchiai di chili in polvere
- Sale
- da 4 a 7 spicchi d'aglio, tritati
- 3/4-1 cucchiaino di cumino tritato
- ½ cucchiaio di origano fresco o essiccato
- 1100-1800 g di bistecca
- 1/3 di tazza di succo di limone appena spremuto
- Pepe nero appena tritato

Preparazione

1 Radunate tutti gli ingredienti in un posto.

2 In una ciotola piccola-media, mescolate il succo di limone, chili in polvere, aglio, origano e cumino.

3 Ok, questa è una fase importante.

4 Condite con sale e pepe nero.

5 Mettete la carne in una teglia bassa o in un grande sacchetto di plastica.

6 Versate la salamoia sulla carne, assicurandovi che sia completamente coperta.

7 Lasciate marinare per almeno 4 ore o una notte intera in frigorifero.

8 Ci siamo quasi; rimane solo una cosa da fare ora.

9 Preriscaldate ad alta temperatura una griglia o una bistecchiera.

10 Rosolate o grigliate la carne finché non sarà completamente abbrustolita su entrambi i lati, per circa 15 minuti.

11 Togliete dalla griglia.

12 Annusate il profumo e servite.

Un bravo cuoco inizia da qui…

Pere Avventurose al Forno con Noci e Miele

Pronti per un'avventura?!

Ingredienti

- due pere grosse
- un cucchiaino raso di cannella
- yogurt
- 1-2 cucchiai di miele grezzo

- 4 cucchiai di noci fatte a pezzettini

Procedimento

Questa è una ricetta davvero buona. Quindi, per prima cosa, procurati tutti gli ingredienti e tienili a portata di mano.

1. Preriscaldare il forno a 160°.
2. Tagliare le pere a metà e disporle in una teglia.
3. Con un cucchiaio, svuotare le pere dei semi.
4. Spolverare appena con la cannella e ricoprire con le noci.
5. Ricoprire il tutto con il miele, dividendolo giusto a metà fra le quattro mezze pere.

6. Cuocere per una trentina di minuti.
7. Quando saranno pronte, lasciare raffreddare prima di servirle.

Allora, che aspetti a provare questa gustosa ricetta?

Supremazia di Noodle al Manzo

Ingredienti

- 4-5 zucchine
- carne macinata
- mezzo cucchiaio di sale rosa dell'Himalaya
- 1 cucchiaio di burro possibilmente ghi, potete aggiungere aglio ed erbe per un tocco di sapore in più
- prezzemolo
- 220 gr di pesto rosso

Procedimento

1 Sciogliere il burro a temperatura bassissima in una padella, per imburrarla

2 Versare la carne macinata nella padella imburrata e cuocere per circa 10 minuti. Fate attenzione che la carne sia ben cotta, ve ne renderete conto quando si sarà scurita tutta la superficie

3 Aggiungere il pesto e il prezzemolo, sempre a fiamma bassa

4 Quando vi sembrerà pronto, versare in una ciotola

5 Ricavare degli spaghetti dalle zucchine con l'aiuto di un'affettatrice

6 Cuocere per 8 minuti le zucchine con ciò che resta del burro

7 Quando le zucchine saranno pronte, aggiungere la carne cotta in precedenza

Sii diverso…

Proteine:34g

Carboidrati:4g

Grassi:53g

Frittata da Re di Carciofi e Salame

Per un pasto regale!!

Ingredienti

- 150 gr di pomodorini
- 50 gr di mozzarella a cubetti
- 75 gr di salame a pezzetti
- 1 cucchiaio di sale
- 80 gr di funghi a fettine
- 2 spicchi d'aglio a pezzetti
- 5 uova grandi (6 medie)
- 1 cucchiaino di pepe
- 70 gr di carciofini a pezzetti
- 45 gr di Parmigiano
- 3 cipolle verdi a pezzettini
- 1 cucchiaio di cipolla in polvere

Procedimento

1 Preriscaldare il forno a 200 gradi

2 Riscaldare una padella a fiamma bassa

3 Versare nella pentola i carciofi, il salame, i funghi e i pomodorini con l'olio. Lasciar cuocere per 5 - 8 minuti

4 Si prega di versare il contenuto della teglia in un forno di cottura

5 In una padella a parte, cuocere insieme le cipolle e le uova.

6 Adesso puoi aggiungere un po 'di latte per ammorbidire le uova e spezie a piacere, ad esempio del basilico

7 Quando sarà cotto, versate nella stessa teglia dove avete già disposto il salame e i carciofi

8 Aggiungere il Parmigiano e la mozzarella, ricoprendo tutta la superficie della teglia
9 Cuocere in forno per 25 minuti

Godetevi il vostro pranzo!

Burrosità mistica

Vi svelo un segreto…

Ingredienti

- 1 cucchiaino di soda
- 150 gr di noci (possibilmente pecan)
- olio d'oliva
- 130 gr di uvetta
- 225 gr di yogurt greco
- 115 gr di eritritolo
- 1 cucchiaino di sale
- 2 cucchiaini di lievito
- 1 cucchiaio di estratto di mandorla
- 150 gr di mandorle a pezzetti o fettine
- 13o gr di farina di mandorle
- 3 chiare d'uovo

- 100 gr di burro fuso + 100 gr burro a temperatura da frigo
- 250 ml di olio di girasole

Procedimento

1 Ricoprire d'olio una teglia da forno (20x10cm) e mettere da parte
2 Versare del burro (non quello morbido, ci servirà per il passaggio successivo) in una padella e cuocerlo fin quando non sarà quasi andato in ebollizione. Il burro deve diventare di un colore scuro, quasi marroncino
3 Togliere dal fuoco e far raffreddare per 12 minuti
4 Mentre il burro si raffredda, unire la farina di mandorle, il lievito e l'eritritolo in una

ciotola. Non dimenticate il sale

5 Unire bene le polveri e aggiungere il burro fuso. Mescolare con energia con una spatola in modo da ottenere un composto denso

6 Versare il composto nella padella col burro portato a ebollizione e continuare a mescolare

7 Versare l'impasto nella teglia oliata in precedenza e, con l'aiuto di un cucchiaio, rendere lisca e uniforme la superficie

8 Cuocere in una pentola Crock-Pot per 2 ore e 30 minuti

9 Raffreddare per 13 minuti prima di servire

Per verificare il livello di cottura, forare la pagnotta con uno stuzzicadenti o uno spaghetto. Dopo averlo infilato nel pane, o nel dolce, toccatelo con le dita. Se avvertite che è umido, allora non è cotto. Se invece è asciutto, potete togliere dal forno o dal fuoco.

Informazioni nutrizionali

Carboidrati: 17g Net

Proteine: 2g

Grassi: 6g

Tempo di preparazione: 3 ore e 25 minuti

Dalle 14 alle 16 porzioni

Gnocchi Incredibilmente Buoni

Ehi, ehi!

Ingredienti

- 1litro di brood
- 3 cucchiai di farina
- 2 uova
- 320 gr di pane vecchio
- 300 ml di latte
- 125 gr di pancetta
- 1 cucchiaio di erba cipollina

Preparazione

1 Tagliare il pane a cubetti di circa un centimetro e affettare la pancetta ricavandone delle strisce e versare in una ciotola
2 Aggiungete il latte, le uova, l'erba cipollina e la farina.

3 Amalgamare tutto con le mani
   fin quando non otterrete una
   pasta solida e compatta
4 Lasciar riposare per un'ora
5 Successivamente, con mani
   leggermente umide dividere
   l'impasto in 4 parti
6 Immergere le gnocchi nel
   brodo bollente e poi cuocere
   fin quando gli gnocchi non
   risaliranno in superficie.
7 Servire gli gnocchi immersi
   nel brodo bollente
   aggiungendo Parmigiano
   grattugiato

Stupefacente, no?

Insalata di Uova

Solo per affamati veri

Ingredienti:

- 1 cucchiaino di pepe
- 220 ml di maionese light
- 30 gr di salsa piccante
- 1 cucchiaio di coriandolo
- 6 uova sode tagliate a pezzettoni
- 3 cipolle medie a fette
- 1 peperone verde a cubetti
- 1 peperone rosso
- 1 cucchiaio di cumino
- 1 cucchiaino di sale

Preparazione

1 Tritare tutti gli ingredienti tranne il peperone rosso con un frullatore, unire la

maionese e mescolare con energia

2 Svuotare il peperone rosso, privandolo di tutti i semi e imbottirlo con l'impasto

Veloce, facile e sostanzioso.

Pan bauletto King size

Vivete la vita in king size!!

Cosa vi serve:

- 12-14 g di lievito
- 39-40 ml di olio di semi
- ½ a 1 cucchiaio di miele
- 2 – 2 cucchiaini e ½ di sale
- 95-105 ml di latte
- 490-500 g di farina
- 150-160 ml d'acqua

Istruzioni

1 Iniziamo con qualcosa di semplice. Radunate tutti gli ingredienti in un posto...Suggerisco la cucina.
2 Sciogliete il lievito con acqua e latte leggermente scaldati.

3 Ora versate il composto in una piccola ciotola in cui metterete la farina.

4 Ok, questa è una fase importante.

5 Iniziate ad impastare il composto dal centro, assorbendo tutta l'acqua.

6 Aggiungete olio, miele e sale.

7 Mescolate tutti gli ingredienti fino ad ottenere una pasta soffice e omogenea.

8 Copritela e lasciatela lievitare per 2 ore.

9 Prendete il panetto e formate un rettangolo lungo, delle dimensioni di una prugna. Fate rotolare il panetto su se stesso.

10 Mettetelo in una teglia a forma di panetto ricoperta da carta da forno, fate lievitare per 1 ora.

11 Una volta lievitato, spennellatelo con il latte e cuocete in un forno preriscaldato a 180 gradi.

12 Ci siamo quasi; rimane solo una cosa da fare ora.

13 Cuocete il panbauletto per circa 30 minuti.

14 Appena uscito dal forno, spennellatelo con latte e copritelo con un pezzo di stoffa umido.

15 Lasciate raffreddare prima di tagliarlo a fette e servire.

16 Infine, godetevi il risultato!!

Cosa aspettate, mangiatelo subito!!

Super Muffins

Da bambino mi chiedevo sempre come facevano i cuochi a preparare tutte queste delizie. Beh, la risposta è che usano la miglior ricetta.

Ingredienti:

- 1/2 - 1 tazza purea di zucca
- 1/4 tazza scaglie di mandorle
- 1 a 2 cucchiaino lievito
- 2 - 3 cucchiai di olio di cocco
- 1/2 o 1 cucchiaino sale
- 1/4 tazza di sciroppo di caramello senza zucchero
- 1/4 tazza cacao in polvere

- 1 tazza farina di semi di lino
- 1 o 2 cucchiaini canella
- 1 cucchiaino estratto di vaniglia
- 1 a 2 cucchiaini aceto di mele
- 1 uovo grande

Procedimento:

1. Preparate tutti gli ingredienti.
2. Riscaldate il forno a 185°C.
3. Si prega di combinare tutti gli ingredienti liquidi in una ciotola e mescolate bene. In una ciotola separata fate la

stessa cosa con gli ingredienti secchi.

4. Versate gli ingredienti umidi sopra quelli secchi e mescolate. Mescolate bene per evitare che si formino grumi.

5. Preparate 6 pirottini di carta all'interno del stampo per muffins e riempiteli a circa 1/4 con la miscela.

6. Adesso guarnite.

7. Cospargete le scaglie di mandorle sopra i muffins cosi diventeranno croccanti.

8. Cuocere per 10 minuti controllando la consistenza. Una volta

che i muffins sono
pronti, mangiateli.
9. Porzioni: 5-6 muffins